DES

# FRICTIONS SÈCHES

## DE L'IMPORTANCE DES FRICTIONS SÈCHES

POUR LA CONSERVATION DE LA SANTÉ

ET LA GUÉRISON DE QUELQUES MALADIES

PAR

## Gustave MONOD

Officier de la Légion d'honneur
Chirurgien honoraire des Hôpitaux de Paris
Professeur agrégé de la Faculté de Médecine de Paris

DEUXIÈME ÉDITION

Prix : 25 cent.

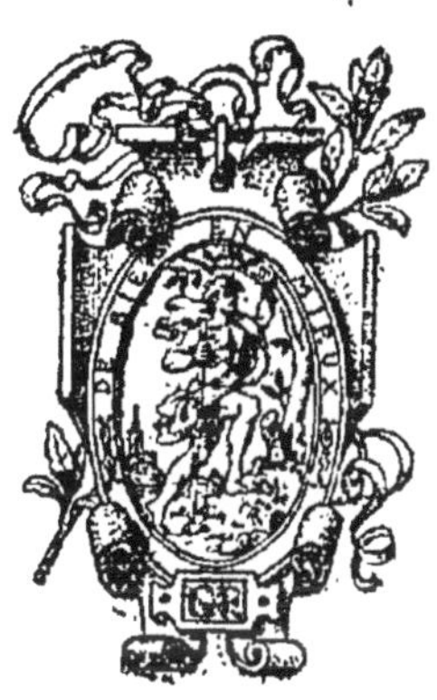

PARIS

LIBRAIRIE FISCHBACHER

SOCIÉTÉ ANONYME
33, RUE DE SEINE, 33
1889

# DES
# FRICTIONS SÈCHES

## DE L'IMPORTANCE DES FRICTIONS SÈCHES

POUR LA CONSERVATION DE LA SANTÉ

ET LA GUÉRISON DE QUELQUES MALADIES

PAR

### Gustave MONOD

Officier de la Légion d'honneur
Chirurgien honoraire des Hôpitaux de Paris
Professeur agrégé de la Faculté de Médecine de Paris

DEUXIÈME ÉDITION

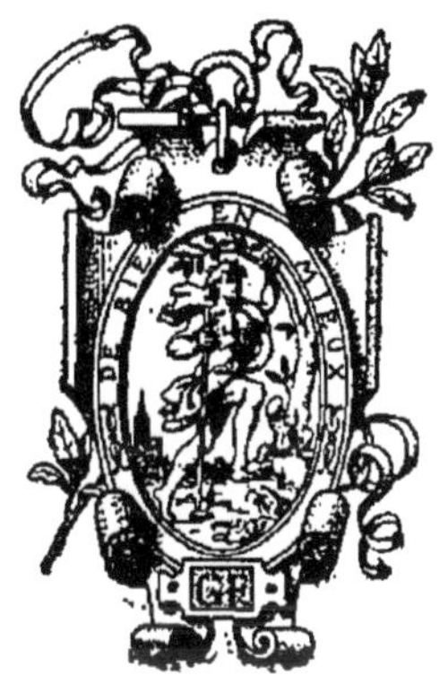

# PARIS
## LIBRAIRIE FISCHBACHER

SOCIÉTÉ ANONYME

33, RUE DE SEINE, 33

### 1889

*Tous droits réservés.*

# *Aux enfants de JOHN BOST*

FONDATEUR DES ASILES DE LAFORCE

Vous m'avez accordé le privilège de vous compter parmi mes enfants.

Vous avez insisté cette année pour me tirer de mon isolement à Paris, et me procurer, à Meynard, le repos dont m'avait fait jouir votre bienheureuse mère en 1885 et 1886, après la mort de ma femme.

C'est dans cette idéale retraite que j'ai pu utiliser les loisirs que votre ingénieuse et filiale hospitalité m'avait créés, pour écrire ce petit travail.

Si, comme me l'affirment quelques amis compétents, mais peut-être trop indulgents, j'ai réussi à écrire quelque chose d'utile, c'est votre sollicitude pour moi qui en est la cause. Vous êtes en réalité les producteurs de ce travail par le fait de votre amitié pour moi. C'est à vous que je le dédie.

Meynard, août 1888.

G. MONOD.

# AVANT-PROPOS

## DE LA PREMIÈRE ÉDITION

*Je suis un vieux docteur, qui, par le fait de son âge, a été mis de côté. A la fin de cette année, si je vis jusqu'à cette époque, j'entrerai dans ma quatre-vingt-sixième année. Depuis longtemps j'ai compris que mon devoir était de renoncer à la pratique et de céder la place à la génération qui me poussait, et qui, plus au fait des progrès de la médecine, était mieux qualifiée que moi pour continuer l'œuvre à laquelle j'avais pris part pendant plus de cinquante ans.*

*Mais le travail est un devoir pour tous ; ni l'âge, ni le fait d'être dispensé de l'obligation de gagner de quoi pourvoir à ses besoins et à ceux d'une famille, ne permettent l'oisiveté. Le travail varie beaucoup suivant les circonstances dans lesquelles l'homme se trouve placé. Celui qui est cloué sur un lit de souffrance peut, par son exemple et ses exhortations, travailler au bien de ceux qui l'entourent et contribuer, à sa manière, à l'avancement du règne de Dieu, aussi bien que celui qui a reçu en partage la santé, la richesse ou le pouvoir.*

*C'est dans cette conviction que j'ai cherché à utiliser les loisirs qui me sont imposés et à remplacer par d'autres travaux celui auquel j'ai dû renoncer.*

*Indépendamment de diverses occupations qui m'ont gardé contre ma paresse, j'ai pensé que, puisque Dieu me laissait encore l'usage de ma plume, je pourrais employer celle-ci à faire connaître quelques-unes des vérités que m'a révélées ma longue pratique de la médecine, et qui ne sont pas généralement reconnues.*

*C'est dans ce but que j'ai publié, en 1882, quelques considérations sur les soins à donner aux enfants (1).*

---

(1) Nos enfants : quelques conseils sur l'hygiène de l'enfance, etc. Librairie Fischbacher, Paris.

*Dans ce petit livre, j'ai eu l'occasion de faire comprendre aux parents l'importance des frictions pour la santé de leurs enfants.*

*La Société des traités religieux a bien voulu accepter, pour l'Almanach des Bons Conseils en 1889, une note que j'ai écrite sur le même sujet.*

*Mais plus j'ai réflechi à l'importance de ces frictions et constaté leur utilité, plus j'ai pensé que mon devoir était d'appeler l'attention sur leur usage, par un travail spécial, présentant des développements que ne comportait pas une note dans un Almanach.*

*J'ai eu d'autant plus le désir d'écrire ce petit traité des frictions, que j'ai, à mon grand chagrin, échoué presque toujours dans mes efforts pour faire adopter cette salutaire pratique.*

*Dieu veuille mettre sa bénédiction sur cette dernière tentative pour faire comprendre à mes lecteurs que leur devoir est de se frictionner autant que de se vêtir.*

G. Monod.

# AVANT-PROPOS

## DE LA SECONDE ÉDITION

*L'accueil fait à ce petit travail sur l'utilité des frictions sèches a dépassé de beaucoup mon attente. Quoique je n'aie rien dit de nouveau, et je n'en ai pas la prétention, j'ai réussi à porter l'attention sur ce moyen aussi simple qu'efficace d'entretenir la propreté et les fonctions de la peau.*

*On se frictionnait du temps de Gargantua, car Rabelais rapporte que son héros se faisait frotter tout le corps à son réveil, à 4 heures du matin : « Ce pendant qu'on le frottait, lui étoit lue quelque pagine de la divine Escripture, hautement et clairement, avec prononciation compétente à la matière. » Il paraît que, dès ce temps-là, existait le défaut qui domine de nos jours chez nos orateurs. En Angleterre, le colonel Rolt a publié en 1837 et en 1839 des brochures ayant pour objet l'utilité des frictions et la manière de les pratiquer.*

*Avant lui, plusieurs médecins en différents pays prescrivaient l'usage des frictions. J'ai fait comme eux dès le début de ma pratique en 1830 ; mais le succès était loin de répondre à mes efforts et j'ai été aussi surpris que joyeux de l'effet produit par ma réclame lancée à l'approche de ma mort. Beaucoup de lecteurs ont bien voulu répondre à ma demande de me faire connaitre les résultats des frictions chez eux-mêmes. J'ai acquis, par ces observations, des lumières nouvelles que je me préparais à faire connaitre dans une seconde édition ; mais le temps me manque, mon éditeur réclame la prompte réimpression de ma brochure et je suis obligé de me borner à consigner ici les vérités nouvelles que j'ai acquises, sans les appuyer sur les faits observés.*

*J'ai conseillé dans ma brochure, la friction au saut du lit, le matin, précédée autant que possible d'une ablution d'eau fraîche ; j'indiquais la friction du soir comme devant être une exception.*

Or il résulte pour moi, d'une très notable réunion d'observations, que la friction faite le soir au moment du coucher est plus efficace que celle du matin ; qu'elle doit être préférée à celle-ci si on se borne à une seule friction dans les 24 heures, mais qu'il vaut mieux se frictionner matin et soir pendant 3 à 4 minutes.

Il faut procéder à la friction du soir en se dépouillant d'abord des vêtements supérieurs et mettant à nu la moitié supérieure du corps. Après avoir attaqué la nuque, le dos et les épaules à l'aide de la lanière, on frictionnera la poitrine et les bras à l'aide des gants et on se couvrira des vêtements de nuit. Après quoi, on mettra à nu la moitié inférieure du corps et on la frictionnera vigoureusement à l'aide des gants. Le matin on procédera dans un ordre inverse.

On évitera ainsi l'inconvénient et l'imprudence de dévêtir tout le corps d'un seul coup.

Cette double friction, faite régulièrement et consciencieusement, peut dispenser de l'ablution d'eau froide ceux qui n'ont pas soit le temps soit l'envie de pratiquer ce lavage.

Il est bon en tous cas de prendre tous les mois un bain tiède pendant lequel on savonnera tout le corps, ou, mieux encore, de prendre un bain russe (bain de vapeur avec savonnage, fustigation et ablution d'eau froide en plus).

J'ai acquis de plus en plus la conviction que ceux qui agiront comme je viens de l'indiquer se préserveront de beaucoup de maladies et se guériront de plusieurs.

Je regrette d'être obligé de me borner, faute de temps, à une simple affirmation, sans l'appuyer sur les nombreuses observations que j'ai recueillies, mais je conjure ceux qui voudront bien lire cette brochure d'ajouter foi à ma parole.

La friction est nécessaire à tout homme qui tient à sa propreté et à sa santé.

Elle doit faire partie de la toilette du soir et du matin.

Plusieurs faits me portent à croire que le séjour dans les pays chauds serait grandement facilité aux Européens, s'ils se frictionnaient matin et soir.

Meynard, août 1889.

G. MONOD.

# DES FRICTIONS SÈCHES

## CONSIDÉRATIONS GÉNÉRALES

Parmi les moyens propres à entretenir la santé, il y en a malheureusement beaucoup dont l'application n'est pas à la portée de tous. Certaines professions, des circonstances qui s'imposent, obligent souvent à négliger les prescriptions de l'hygiène : le mineur qui passe la majeure partie de sa vie sous terre, privé du grand air et de l'action bienfaisante du soleil, dans une atmosphère toujours insalubre, quelquefois dangereuse ; un soldat, que le devoir oblige de coucher parfois la nuit sur la terre humide, sans abri ; un pauvre, forcé d'habiter avec sa famille un taudis infect et de se contenter d'une nourriture insuffisante et souvent malsaine, etc., etc., exposent leur santé, en négligeant involontairement les précautions qu'exige l'hygiène.

Il y a des causes de maladie auxquelles on ne peut se soustraire ; je veux parler des vices héréditaires, des défauts de conformation, imposés dès la naissance.

Il y a aussi, hélas, un grand nombre de maux auxquels les hommes s'exposent volontairement ; je veux parler de la débauche, de l'ivrognerie, des excès de tous genres, etc., auxquels il faut joindre le grand chapitre des accidents, qui, à lui seul, fournit un contingent énorme à la maladie, aux souffrances et à la mort. Ici se rangent : la guerre, les attaques à main armée, les accidents de chemins de fer et de voitures, le commerce des esclaves qui nécessite, en Afrique, la destruction de plusieurs millions de créatures humaines tous les ans, etc.

Au xixᵉ siècle, qui a la prétention d'être celui des progrès de tous genres, il semble que le progrès le plus réel est celui de l'art d'abréger la vie humaine. Depuis dix-huit ans, les nations prétendues civilisées dans l'Europe se préparent à qui mieux mieux à une tuerie générale, à des batailles gigantesques, où le nombre des blessés sera, au bas mot, d'après l'estimation de M. J. Simon, de cent mille, sans compter les morts, tellement on prend généralement l'habitude de faire grand de toutes façons.

L'expérience et la science ont fait connaître ce qu'il faut faire et ce qu'il faut éviter avec soin, pour entretenir la santé.

Or, parmi les moyens d'obtenir ce double résultat, il en est un qui est très efficace, qui peut suppléer au défaut de beaucoup d'autres, qui est d'une application facile, enfin qui est à la portée de tout le monde ; je veux parler des frictions sèches, au moyen d'une paire de gants et d'une lanière de crin.

Je suis loin de prétendre qu'il s'agit là d'un préservatif infaillible contre la maladie ; je soutiens seulement que celui qui se soumet à cette pratique, quelque ennuyeuse et parfois pénible qu'elle puisse être, a plus de chance qu'un autre de triompher dans la lutte contre la mort, qui commence avec la naissance et se termine plus ou moins tard, suivant les circonstances dans lesquelles l'homme est placé pendant ce combat de tous les jours.

# I

## IMPORTANCE DE LA PROPRETÉ DE LA PEAU

Tous les organes dont se compose le corps humain sont renfermés entre deux enveloppes, l'une extérieure : *la peau*, l'autre intérieure : *la membrane muqueuse*, qui se rencontrent et se soudent l'une à l'autre intimement à toutes les ouvertures dont la surface du corps est garnie : la bouche, les narines, les yeux, etc. Le corps humain consiste donc en deux étuis dont l'un renferme l'autre et qui sont

soudés partout où la peau présente une ouver-
ture.

C'est dans l'espace réservé entre ces deux étuis
que sont logés tous les rouages qui constituent la
machine si merveilleuse appelée le corps humain,
savoir : le cerveau, le cœur, les vaisseaux, les nerfs,
les os, les muscles, les glandes, les poumons, les
organes des sens, etc.

La *Membrane muqueuse* qui tapisse la bouche,
la gorge, l'œsophage, l'estomac, les intestins, est
chargée de faire pénétrer dans les organes indiqués
ci-dessus, les éléments nutritifs introduits par la
bouche et dont la privation entraîne bien vite la
mort. Cet étui intérieur présente au niveau de la
gorge l'orifice d'un second canal, par lequel l'air qui
est encore plus indispensable à l'existence que les
aliments vient pénétrer par les innombrables rami-
fications qui constituent les poumons.

La *Peau* est l'organe du toucher, le plus important des cinq sens, parce qu'au besoin il peut, dans
une certaine mesure, suppléer aux quatre autres et
est une sentinelle toujours sur le qui-vive pour
avertir le corps des dangers qui le menacent. La
peau est en outre une des issues par lesquelles le
corps se débarrasse des matières qui s'y accumulent
incessamment. La preuve en est que si on recou-
vrait toute la surface de la peau d'un homme d'un

enduit imperméable, il ne tarderait pas à mourir (1).

On comprend d'après ces quelques données l'importance vitale de l'intégrité des fonctions de ces deux enveloppes. Ces fonctions sont intimement liées l'une à l'autre. L'expérience a prouvé que la membrane muqueuse ne peut pas être malade sans que la peau en souffre et que les troubles des fonctions de la peau dérangent les fonctions de la membrane muqueuse. Il y a plus : il est prouvé surabondamment que la peau l'emporte en importance sur la membrane muqueuse; l'intégrité des fonctions de la peau est plus utile de beaucoup que celle des fonctions de l'enveloppe intérieure. Le corps dont la peau se porte bien peut s'accommoder au mauvais état de la membrane muqueuse, tandis que, si la peau ne remplit pas tous les devoirs qui lui incombent, toute la machine humaine se détraque plus ou moins, suivant la nature du mal qui affecte cette enveloppe.

Il faut conclure de ces principes incontestables que la santé, chez l'homme, dépend en grande partie de l'intégrité des fonctions de la peau.

L'homme dont la peau se porte bien peut avoir

(1) C'est ce qui arriva au moyen âge, à un enfant dont on avait doré le corps tout entier, pour représenter *l'Age d'or* dans une mascarade mythologique à Florence.

l'espoir fondé que, ses organes intérieurs en font autant.

Je conclus de ces données que, pour se bien porter, une des principales conditions est l'entretien des fonctions de la peau.

On y parvient, autant que possible, en la maintenant propre et en excitant ses fonctions par l'appel quotidien du sang et du fluide nerveux à sa surface.

## II

DES MOYENS D'ENTRETENIR LA PROPRETÉ DE LA PEAU

La peau est incessamment salie, soit par le dépôt, à sa surface, des impuretés apportées par l'air ou par le contact des objets qui la touchent, soit par le produit des sécrétions qui s'effectuent continuellement à sa surface.

Il faut donc travailler constamment à la nettoyer. On y parvient de diverses façons que nous examinerons successivement : les bains d'eau, les lavages, les bains de vapeur, enfin les frictions auxquelles sera réservé un chapitre spécial.

*a. Les bains d'eau.*

Je passe sous silence les bains d'eaux minérales qui sont destinés à remplir des indications spéciales, et je m'en tiens aux bains d'eau simple.

Il y en a de deux sortes : les bains tièdes et les bains froids.

Les bains tièdes sont un excellent moyen d'entretenir la propreté de la peau, à la condition d'y joindre l'usage du savon.

Les Américains des États-Unis, passés maîtres en fait de moyens de se procurer la propreté et le confort, ne conçoivent plus une maison bien établie, sans qu'à la chambre à coucher soit joint un cabinet de toilette, où se trouve une baignoire munie de deux robinets, fournissant, à toute heure du jour, de l'eau chaude ou froide à volonté. — Dans la vieille Europe, la civilisation n'a pas encore été poussée jusqu'à ce progrès ; l'espace, l'argent, sont plutôt réservés pour les salons de réception que pour les bonnes chambres à coucher. L'apparence prime la réalité. — Les bains tièdes sont un luxe qu'il faut le plus souvent faire apporter chez soi ou chercher dans des établissements spéciaux.

Quoique leur usage soit maintenant infiniment plus fréquent que dans le siècle dernier (1), cependant il est loin de l'être autant que l'exigerait la propreté de la peau. D'ailleurs, c'est une dépense de temps et d'argent qui n'est pas à la portée de tout le

(1) Un grand seigneur exprimait un jour, dans une réunion très aristocratique, son étonnement de ce que, se lavant les mains, on n'en faisait pas autant pour les pieds.

monde. Puis il y a bien des circonstances de santé qui interdisent l'usage des bains tièdes.

Les bains froids, excellents pour entretenir la santé générale, surtout si l'on y joint l'exercice de la natation, qui devrait faire partie de l'éducation des enfants, sont insuffisants pour bien nettoyer la peau de la matière grasse qu'elle sécrète continuellement et qui salit le linge en contact avec elle, à moins d'y joindre l'usage du savon, comme pour les bains tièdes. Il faut reconnaître que les bains froids ne sont pas à la portée de tous, et qu'ils sont même interdits dans bien des circonstances sur lesquelles il est inutile d'insister.

b. *Les lavages.*

Ces ablutions qui doivent avoir lieu au lever peuvent être faites au moyen d'un appareil spécial ou simplement d'une éponge.

Cet appareil comporte différents genres, qui tous ont pour but de projeter l'eau tiède ou froide sous forme de pluie lancée avec plus ou moins de force sur le corps tout entier ou sur différentes parties de celui-ci. C'est un puissant moyen d'entretenir la santé. Malheureusement ces appareils sont coûteux, et faute d'argent et d'espace, ils sont interdits, soit pour ces motifs, soit pour des raisons de santé, à la grande majorité des hommes. On y supplée par des lavages dans un grand bassin qu'on appelle *Cuvette anglaise*, parce qu'elle est d'un usage général en Angleterre, ou plus modestement par un bidet et une grande cuvette au moyen desquels on lave successivement les différentes parties du corps. Je ne saurais assez recommander ces lotions comme moyen d'entretenir la santé. Pratiquées de la façon indiquée en dernier lieu, elles sont à la portée de tout le monde, à l'exception des personnes à qui l'usage de l'eau froide est interdit pour des motifs de santé. Leur défaut est, comme pour les bains, de ne pas nettoyer complètement la peau, à moins d'y joindre l'emploi du savon ; puis d'exiger un temps et un courage dont tous ne sont pas maîtres. Beaucoup de personnes sont tellement affairées dès le saut du lit, qu'elles ne peuvent pas trouver les minutes nécessaires pour ces lotions. Puis il faut reconnaître, qu'en hiver surtout, il faut une certaine dose d'énergie pour affronter le froid de l'eau au sortir d'un lit chaud. Il est vrai que ceux qui veulent bien se soumettre à cette petite épreuve, en sont largement récompensés par le sentiment de douce chaleur et de bien-être qu'amène la réaction, et par le fait que, grâce à cette lotion matinale, ils sont moins sensibles au froid et supportent mieux que les douillets les variations de la température pendant la journée.

*c. Les bains de vapeur.*

Je comprends sous cette dénomination tous les bains qui ont pour but de produire une transpiration abondante et qui ont pour effet de nettoyer la peau aussi complètement que possible.

Ces bains sont fort utiles à ceux qui peuvent en faire usage, mais ne peuvent être employés assez souvent pour constituer à eux seuls le moyen d'entretenir la propreté de la peau. Il y a d'ailleurs beaucoup de personnes qui par raison de santé ne peuvent en user; le temps et l'argent qu'exige l'emploi de ces bains sont aussi un obstacle sérieux à leur usage.

## III

### DES FRICTIONS SÈCHES

Du rapide exposé de ces différents moyens de maintenir les fonctions de la peau, il résulte qu'aucun d'eux n'atteint complètement le but auquel il est destiné. Il nous reste à examiner un dernier moyen d'obtenir ce résultat : les frictions sèches.

En frottant, au lever, la peau au moyen d'une paire de gants de crin et d'une lanière faite de même tissu, on obtient le double résultat de débarrasser ce tégument de toutes les impuretés qui ont pu s'y accumuler pendant la journée de la veille et d'y faire affluer le sang et le fluide nerveux au grand avantage de ses fonctions et, par suite, de celles des organes internes dont le bien-être est lié à celui de la peau.

Il résulte de ce principe que les frictions sèches, faites au saut du lit, sont un puissant moyen de conserver la santé.

Ce moyen est à la disposition de tous ; car d'une part il est toujours possible, même à l'homme le plus affairé, de consacrer 4 à 5 minutes à une friction au moment où il se lève ; d'autre part, il y a toujours moyen de se procurer les objets nécessaires pour ces frictions, dût-on même avoir recours à la charité d'autrui. L'objection du manque de temps et d'argent, sérieuse comme nous l'avons vu pour l'emploi des bains de tous genres, n'a plus de valeur pour les frictions sèches. Rappelons-nous enfin que si maintes circonstances interdisent l'usage des bains et des lotions, rien ne peut s'opposer à celui des frictions. Soit au logis, soit en voyage, il y a toujours place pour une paire de gants et une lanière de crin, et le temps nécessaire pour les utiliser.

A l'exception de quelques cas rares, où l'état de la peau ne permet pas de la frictionner, ce moyen de conserver la santé ou de la rétablir s'impose à tous ceux qui désirent se bien porter. Si ces données sont exactes, comme j'en ai la conviction. les frictions sèches devront être considérées comme très importantes pour la santé de l'homme, et je crois devoir entrer sur leur usage dans des détails que justifie cette importance, et terminer ce petit travail par le récit de quelques faits à l'appui de ces données.

1° *De l'appareil destiné aux frictions sèches.*

J'ai dit plus haut que cet appareil consiste en deux gants et une lanière en crin. Le commerce livre deux genres différents de cet appareil : le premier consiste en un manchon de toile forte sur lequel le crin est implanté sous forme de brosse. Le second est constitué par des fils de crin tricotés. Ce dernier genre est préférable, parce que, d'une part, la brosse du premier genre ne tarde pas à se détériorer et que sa raideur rend son usage difficile, tandis que, de l'autre, les gants tricotés étant plus souples que les premiers, embrassent mieux les saillies de la surface du corps, pénètrent mieux dans les creux, agissent des deux côtés, sont plus faciles à tenir propres et sont indestructibles à la condition de réparer les mailles rompues. Je connais telle paire de gants qui fonctionne depuis plus de cinquante ans, et rend les mêmes services que lors de sa première application. Il est vrai que les reprises ont été si nombreuses qu'elles constituent maintenant la presque totalité des gants. Il est aussi facile que nécessaire d'entretenir la propreté de ces appareils en les lavant de temps en temps dans de l'eau de savon, puis en les rinçant dans l'eau pure.

J'ai parlé d'une paire de gants et d'une lanière. Cette dernière est indispensable pour la friction du dos que les mains ne peuvent atteindre qu'imparfaitement. Il y a bon nombre de personnes qui, par économie, se contentent d'un gant, et même de la lanière qui, à la rigueur, peut suffire pour toute la surface du corps. Ces économes commettent une faute grave qui est presque inévitablement suivie de l'abandon des frictions quotidiennes. En effet, il faut que cette opération soit faite rapidement. Or, avec un gant, à plus forte raison avec la lanière seule, la friction exigera le double et même le triple du temps nécessaire quand la personne qui se frotte est bien outillée.

Il faut d'ailleurs reconnaître que les frictions ne sont pas agréables. Elles sont en réalité un travail, une perte de temps, un petit martyre auquel le douillet et le paresseux sont bien aises d'échapper.

Il faut donc que ces frictions soient faciles à faire et exigent le moins de temps possible sous peine de leur abandon, ce qui est, hélas ! le cas ordinaire actuellement. Espérons qu'avant la fin du siècle présent, la civilisation aura fait assez de progrès pour que nos descendants fassent entrer le besoin de se frotter parmi les nécessités de l'existence.

Pour les peaux délicates des enfants et des femmes, le contact du crin est un peu rude et on peut y substituer le poil de chèvre pour la fabrication des gants et de la lanière, et même se contenter, pour les jeunes enfants, des gants et de la serviette turcs, faits avec une toile dont la surface est garnie de petites saillies dues à l'enchevêtrement du fil.

2° *De la manière de faire les frictions.*

J'ai dit que cette opération était une souffrance, un petit martyre. Il est donc important de faciliter et d'abréger autant que possible ce sacrifice matinal offert à la santé.

C'est en effet le matin, au saut du lit, qu'il faut pratiquer cette opération. C'est le moment le plus opportun, tant parce qu'on n'est pas encore habillé, que parce que la peau, conservant encore la chaleur communiquée par le séjour au lit, se prête mieux à l'effet des frictions.

Comme je l'ai dit plus haut, il est bon, pour les personnes qui peuvent s'y soumettre, de faire précéder la friction d'une ablution d'eau froide pratiquée de l'une des manières indiquées ci-dessus. Cette pratique excellente n'est pas à la portée de tout le monde pour motif de santé, de pusillanimité, ou de défaut de temps. Quelque regrettable que soit cette omission d'un des moyens de conserver la santé, il est bon de se souvenir que l'habitude des frictions quotidiennes y supplée.

Pour ces dernières, l'opération sera moins pénible, en ne se mettant pas nu dès le début. Tout en gardant le vêtement de nuit, on frictionnera la moitié inférieure du corps, et c'est après avoir vêtu cette moitié, qu'on se dépouillera de sa chemise pour frotter le dos à l'aide de la lanière, et la poitrine et les membres supérieurs à l'aide des gants ; après quoi on achèvera sa toilette. La friction seule n'exige pas plus de 3 à 4 minutes, et, je le répète, l'excuse pour s'en dispenser, fondée sur le défaut de temps, n'est pas acceptable.

En s'y prenant de la façon que je viens d'indiquer, on ne risque pas de prendre froid, et la crainte de s'enrhumer est une objection sans valeur. Il y a plus : comme on le verra par les observations jointes à cette étude, des *tousseurs* se sont guéris de rhumes tout en se frictionnant.

J'ai admis qu'on se frictionne soi-même.

C'est en effet ce qui convient le mieux ; on est mieux juge soi-même de la vigueur et de la durée à donner à cette opération ; puis la gymnastique nécessitée par la friction est très salutaire. Il est facile d'en juger par la sensation de bien-être qu'éprouve celui qui s'est frictionné consciencieusement, sensation due en partie à l'excitation de la peau, en partie au réveil des muscles et des articulations que la friction met en jeu.

Mais il y a telle circonstance qui s'oppose à cette manœuvre individuelle et où il faut avoir recours aux mains d'autrui. Quoique moins efficace, ce moyen de se frictionner est encore fort utile, surtout si on y associe le massage, dans les maladies des systèmes nerveux et musculaires.

Il y a des maladies qui exigent que le patient se frictionne en se couchant comme en se levant. La friction faite au moment du coucher est à elle seule un puissant moyen de combattre l'insomnie. Avant de recourir aux divers hypnotiques, les personnes qui ont de la peine à s'endormir devraient essayer de se frictionner vigoureusement avant de gagner leur lit.

## IV

### QUELQUES FAITS PROUVANT L'UTILITÉ DES FRICTIONS

Pour terminer ce petit traité des frictions, il me reste à présenter à mes bienveillants lecteurs des faits qui prouvent que ces frictions sont aussi efficaces que je l'ai affirmé.

Dans ma longue carrière médicale, j'ai toujours conseillé les frictions sèches comme moyen d'éviter mes soins et les factures des pharmaciens. J'ai fait plus : en vertu du proverbe : qui veut la fin veut les moyens, j'ai, surtout dans ces dernières années, distribué largement des gants et des lanières de crin à des personnes auxquelles je m'intéressais, à la seule condition de me renseigner sur les effets produits chez elles par l'usage de mon cadeau. Il en est résulté que je suis en possession d'un bon nombre de lettres qui me fourniront les preuves que les frictions sont utiles.

### Première observation.

M^{me} H. avait une affection nerveuse caractérisée par ce qu'elle appelait des soubresauts du cœur, par un sentiment de lassitude dans les membres et le dos, par de la gêne dans la respiration et de l'insomnie. Elle avait eu de grands chagrins.

Je lui conseille uniquement des frictions sèches matin et soir et, pour assurer l'exécution de ma prescription, je lui donne une paire de gants et une lanière en crin. Deux mois après, elle m'écrit qu'elle se trouve beaucoup mieux, que les accidents du côté du cœur sont devenus rares, qu'elle marche et respire facilement.

Un mois plus tard, elle m'écrit que ce mieux être persiste, et qu'elle continue ses frictions très régulièrement.

Quelques mois après, elle m'apprend qu'elle va de mieux en mieux, qu'elle reprend des forces, qu'elle n'éprouve plus du tout ces secousses au cœur si pénibles, et qu'elle ne peut plus se passer de ces frictions qui lui font tant de bien.

10 novembre 1888. — Je constate que l'amélioration survenue dans la santé de M^{me} H. a fait encore des progrès. Elle m'apprend que sa concierge, à la suite de douleurs rhumatismales, était devenue impotente au point de ne plus pouvoir faire son service. Elle s'est mise à l'usage des frictions sèches sur son conseil et a recouvré l'usage de ses membres et la santé.

*Deuxième observation.*

M. P. à qui j'avais prescrit les frictions, il y a un an, m'écrit qu'il est heureux de constater l'efficacité du remède si simple et si rationnel que je préconise. Depuis qu'il en fait usage, il n'a pas cessé d'en ressentir les bons effets, et il est délivré, dit-il, des fréquentes congestions à la tête qui lui faisaient craindre l'apoplexie.

*Troisième observation.*

M. D., ancien militaire, employé dans un chemin de fer à une occupation sédentaire, m'écrit : « L'an dernier, lorsque je suis allé vous consulter, j'éprouvais des douleurs dans toutes les articulations, et me trouvais dans un état nerveux tel que je ne pouvais plus dormir ; mon estomac refusait tout aliment, je toussais sans discontinuer, au point que le médecin de la Compagnie me traitait comme poitrinaire (arsenic, huile de foie de morue, teinture d'iode sur la poitrine, etc.). A partir du jour où vous m'avez prescrit l'abandon de tout médicament et l'usage des frictions sèches, toutes ces indispositions ont disparu graduellement, et ma santé se trouve maintenant très bonne. »

M. D. ajoute qu'il a conseillé l'usage des frictions à des personnes souffrantes autour de lui, et qu'il a pu en constater les effets merveilleux, entre autres chez sa femme affectée de douleurs rhumatismales.


*Quatrième observation.*

M. A., employé dans la C$^{ie}$ du gaz, souffrait depuis sa jeunesse de troubles du côté du cœur, qui avaient motivé son exclusion du concours pour l'École normale. Il m'écrit que de 1880 à 1887, il a éprouvé des douleurs aux articulations des genoux et des coudes. Au mois d'octobre 1887, il s'est mis, sur mon conseil, à l'usage des frictions sèches tous les matins. Les douleurs des articulations ont cessé ; en même temps a disparu une disposition aux bronchites et aux angines, malgré un hiver rigoureux et l'obligation de voyager en chemin de fer pour venir à son bureau le matin et regagner le soir la campagne qu'il habite.

### Cinquième observation.

M. A. ajoute qu'il a conseillé les frictions sèches à un de ses amis, sujet à des bronchites incessantes qui le forçaient à garder le lit deux à trois mois par an. A l'époque habituelle de ses bronchites, il a ressenti, à la suite d'un refroidissement, un point douloureux sous l'omoplate. Sous l'influence des frictions, cet accident a disparu promptement ; il n'a pas eu de bronchite depuis qu'il a pris l'habitude de se frictionner tous les matins, et il est tout surpris de la santé dont il jouit actuellement.

### Sixième observation.

M. A., ancien menuisier, névropathe au suprême degré, a été soigné dans les hôpitaux de Paris pour

une myélite, a pris l'habitude des piqûres de morphine, au point d'y recourir toutes les heures,
éprouve à son lever une telle difficulté pour mou-
voir ses jambes et se tenir debout, qu'il ne peut
quitter son lit avant de s'être piqué 2 à 3 fois. Cependant, quoique cet état dure depuis plusieurs
années, il n'est pas paralysé et marche assez facilement dans la journée. Je l'ai engagé à se frictionner
matin et soir et l'ai muni de l'appareil nécessaire.
Après quinze jours de ce traitement qu'il suit régulièrement, il m'écrit que son lever est beaucoup
moins pénible, qu'une seule piqûre lui suffit pour
se tenir sur ses jambes et qu'il se sent mieux dans
la journée.

10 nov. 1888. — Je constate qu'après avoir fait
usage pendant cinq mois des frictions sèches, M. A.
se trouve dans un état de santé presque normale. Il
a, de son propre mouvement, renoncé presque entiè-
rement à l'usage de la morphine et dit que c'est par
précaution qu'il y a recours de loin en loin. Il marche sans canne, a pu se charger d'un travail d'écri-
tures dans les bureaux de l'Économat de l'hospice
d'Ivry où il a été admis comme incurable. Il n'a
plus ces troubles nerveux qu'il appelait défaillances
de cœur et qui l'obligeaient à se coucher une partie
du jour. Sa figure qui porte l'expression de la santé
témoigne de la vérité de ses assertions.

2.

## *Septième observation.*

M. N., évangéliste, m'avait consulté par correspondance en septembre 1887 pour des souffrances que je jugeai devoir dépendre d'une névrose. Je lui répondis dans ce sens.

En mai 1888, M. N... m'écrit :

« L'an dernier, je souffris pendant plusieurs mois de douleurs parfois très vives au sein et à l'épaule gauches. — Une sensation très pénible de grande faiblesse dans les parties douloureuses caractérisait mes souffrances : il me semblait que mon bras tombait, abandonnant mon corps. Je souffrais aussi de maux de tête. Le médecin que je fis appeler me dit que j'avais un rhumatisme des viscères et un engorgement à la base d'un poumon... Traitement : bains sulfureux ; salicylate de soude, piqûres de morphine, etc. Pas de soulagement. — Je vous écrivis. Sur votre conseil, je me mis à l'usage de l'arsenic et des frictions sèches deux fois par jour. Après quelques semaines de ce traitement, j'étais à peu près guéri.

« Le 26 décembre dernier, à la suite de grandes fatigues, j'ai eu un nouvel accès, très atténué, qui n'a duré que 8 jours. Depuis cette époque, je n'ai ressenti aucune douleur. »

A cette lettre était joint un énorme bouquet de muguet.

A ces quelques faits, je crois devoir ajouter le témoignage d'un vieillard avec lequel je suis intimement lié, rhumatisant depuis son enfance à tel point que son cœur a été atteint d'une lésion, qui, à moins d'accidents intercurrents, sera la cause de sa mort. Malgré cette circonstance défavorable, il a embrassé la carrière médicale, et pendant plus de cinquante années s'est livré à un labeur exceptionnellement rude, qui le forçait à négliger les règles d'hygiène imposées aux rhumatisants. Mais il avait pu en observer une : dès sa jeunesse il avait compris la nécessité des frictions sèches ; il en avait pris l'habitude, qu'il conserve encore, et s'il a pu atteindre sa 85e année sans infirmités autres que celles qui sont inhérentes à la vieillesse, je suis convaincu qu'il doit ce bien-être en bonne partie à ce qu'il n'a pas cessé de s'étriller. Il est vrai qu'il avait affaire à une plante née de bonne graine et vigoureuse, mais il est vrai aussi que quelque solide que soit une plante, si elle est négligée, elle se détériore facilement.

## V

De ces considérations et de ces faits, je crois être en droit de tirer les conclusions suivantes :

1° L'entretien des fonctions de la peau est un moyen précieux de conserver la santé générale du corps.

2° Les frictions quotidiennes à l'aide d'une paire de gants et d'une lanière fabriqués avec un tissu plus ou moins rude, notamment avec le crin de la queue du cheval, sont un moyen très efficace d'atteindre ce but.

3° A l'exclusion de tous les autres moyens d'entretenir les fonctions de la peau, les frictions sèches sont à la portée de tous et personne n'est excusable de négliger ce moyen d'éviter la maladie, et dans un certain nombre de cas de la guérir.

4° Ces frictions doivent être faites au saut du lit. Dans certains cas de maladie, il faut les renouveler en se couchant.

5° Il est très utile de faire précéder ces frictions matinales d'une ablution d'eau fraîche. Mais les frictions sont suffisantes à elles seules.

6° C'est dans la guérison de certaines maladies du système musculaire et du système nerveux que les frictions sont surtout efficaces ; mais il résulte de quelques-uns des faits mentionnés plus haut que j'ai eu raison d'affirmer l'effet bienfaisant des frictions sur certaines affections de la membrane muqueuse.

7° L'habitude des frictions quotidiennes est un devoir pour tous ceux qui veulent faire usage de leur bon sens pour entretenir leur santé.

# AVIS AUX LECTEURS

Ceux qui auront assez de bon sens et de courage pour essayer de suivre les conseils donnés dans cette brochure feront une œuvre utile à l'humanité en me faisant connaître, après deux mois d'essai consciencieux, les résultats obtenus, quels qu'ils soient.

G. Monod,
114, place Lafayette, Paris.

# AVIS

Un dépôt de gants et lanières de crin tricotés se trouve chez M. MANCHE, pharmacien, 108, place Lafayette, aux prix suivants :

| | Paris, Départements, Corse et Algérie | | Allemagne, Belgique, Suisse | | Angleterre, îles de la Manche, Autriche, Hollande, Portugal | | Suède et Norwège, Russie, Danemark | |
|---|---|---|---|---|---|---|---|---|
| | fr. | c. | fr. | c. | fr. | c. | fr. | c. |
| Une paire de gants et une lanière | 9 | » | 9 | » | 9 | 60 | 10 | 75 |
| Une paire de gants (seule)..... | 4 | » | 4 | 60 | 5 | 10 | 6 | 25 |
| Une lanière (seule) ........... | 5 | » | 5 | 60 | 6 | 10 | 7 | 25 |

*N. B.* — Pour la France, dans chaque expédition contenant plus de 3 paires de gants et 3 lanières, la 4e paire sera comptée 3 fr. 50 et la 4e lanière 4 fr. 50.

Pour l'étranger, même concession à partir de la 5e.

Paiement par mandat-postal, après réception.

---

DOLE. — TYP. CH. BLIND.

www.ingramcontent.com/pod-product-compliance
Ingram Content Group UK Ltd.
Pitfield, Milton Keynes, MK11 3LW, UK
UKHW020042080726
13614UKWH00004B/1905